Hassan Saei Ahan

Tratamento da toxicidade hepática e renal induzida pelo metotrexato com cornus mas

Hassan Saei Ahan

Tratamento da toxicidade hepática e renal induzida pelo metotrexato com cornus mas

Regresso aos antioxidantes naturais para combater os efeitos secundários dos medicamentos

ScienciaScripts

Imprint

Cover image: www.ingimage.com

This book is a translation from the original published under ISBN 978-3-330-65334-4.

Publisher:
Sciencia Scripts
is a trademark of
Dodo Books Indian Ocean Ltd. and OmniScriptum S.R.L publishing group

120 High Road, East Finchley, London, N2 9ED, United Kingdom
Str. Armeneasca 28/1, office 1, Chisinau MD-2012, Republic of Moldova, Europe
Managing Directors: Ieva Konstantinova, Victoria Ursu
info@omniscriptum.com

Printed at: see last page
ISBN: 978-620-8-41164-0

Título:

Controlo da hepatite e da nefrotoxicidade induzida pelo metotrexato através do extrato de frutos de Cornus mas em modelo de rato

Por:

Hassan Saei Ahan

Departamento de Biologia,

Faculdade de Ciências Naturais, Universidade de Tabriz, Irão.

Investigador: Hassan Saei Ahan

Título: Efeito terapêutico do extrato dos frutos de *Cornus mas* contra os danos causados pelo stress oxidativo induzido pelo metotrexato no fígado e no rim de ratos

Resumo

Antecedentes: O metotrexato (MTX) é um medicamento antineoplásico. É utilizado no tratamento do cancro e de doenças auto-imunes. Alguns dos efeitos secundários mais conhecidos do MTX são a hepatotoxicidade e a insuficiência renal. Por conseguinte, o presente estudo foi concebido para investigar os prováveis efeitos terapêuticos do extrato de frutos *de Cornus mas* (CMFE) na toxicidade aguda induzida pelo MTX no fígado e nos rins de ratos. **Materiais e métodos:** Os ratos wistar machos pesando [200-250 g] foram divididos em seis grupos; Controlo, CMFE, MTX (dose única de 20mg/kg) e três grupos MTX (20mg/kg) + CMFE (300, 700, 1400mg/kg). Após o fim dos dias experimentais, o tecido do fígado e dos rins foi dissecado para medir a atividade de algumas enzimas antioxidantes, como a superóxido dismutase (SOD), a catalase (CAT) e a peroxidação lipídica (MDA), através de um espetrofotómetro. Os níveis de ureia, creatinina, bilirrubina total, direta e indireta, aspartato transaminase (AST), alanina transaminase (ALT), fosfatase alcalina (ALP), lactato desidrogenase (LDH) foram medidos fotometricamente num analisador automático bioquímico. Os níveis de ácido úrico foram medidos enzimaticamente e o teor de albumina na amostra de sangue foi medido pelo método de eletroforese (ELCIA) e os níveis de Na/K foram medidos pelo método do elétrodo seletivo de iões (ISE). **Resultados:** Este estudo revelou que a administração de CMFE (700 e 1400mg/kg) preveniu significativamente as alterações induzidas pelo MTX nestes parâmetros bioquímicos, ou seja, AST, ALT, ALP, bilirrubina direta e atividade da LDH ($P<0,05$) e preveniu significativamente as alterações induzidas pelo MTX na concentração sérica de ureia, ácido úrico, creatinina, K ($P<0,05$) e o nível de peroxidação lipídica nos rins e no fígado diminuiu significativamente em comparação com o grupo do MTX ($P<0,05$). **Conclusão:** O presente estudo indicou o efeito nefroprotector e hepatoprotector do CMFE contra a lesão hepática e renal induzida pelo metotrexato.

Palavras-chave: *Cornus mas,* hepatoprotector, nefroprotector, metotrexato, rato

Índice

Capítulo 1

(Introdução)

1.1 Cancro

O cancro é o crescimento descontrolado de células, que podem invadir e espalhar-se para locais distantes do corpo. O cancro pode ter consequências graves para a saúde e é uma das principais causas de morte. O cancro do pulmão, da próstata, colorrectal, do estômago e do fígado são os tipos de cancro mais comuns nos homens, enquanto o cancro da mama, colorrectal, do pulmão, do colo do útero e do estômago são os mais comuns nas mulheres. Mais de 30% das mortes por cancro poderiam ser evitadas modificando ou evitando os principais factores de risco, especialmente o consumo de tabaco. A deteção precoce, o diagnóstico preciso e o tratamento eficaz, incluindo o alívio da dor e os cuidados paliativos, ajudam a aumentar as taxas de sobrevivência do cancro e a reduzir o sofrimento. As opções de tratamento incluem a cirurgia, a quimioterapia e a radioterapia, adaptadas à fase do tumor, ao tipo e aos recursos disponíveis. São necessários planos abrangentes de controlo do cancro para melhorar a prevenção e os cuidados oncológicos, especialmente nos países de baixo e médio rendimento. O cancro é um termo genérico para um grande grupo de doenças que podem afetar qualquer parte do corpo. Outros termos utilizados são tumores malignos e neoplasias. Uma caraterística que define o cancro é a rápida criação de células anormais que crescem para além dos seus limites habituais e que podem invadir partes adjacentes do corpo e espalhar-se para outros órgãos. Este processo é designado por metástases. As metástases são a principal causa de morte por cancro.

Em 2012, ocorreram cerca de 14,1 milhões de novos casos de cancro a nível mundial (não incluindo o cancro da pele que não o melanoma)[1]. [1] Causou cerca de 8,2 milhões de mortes ou 14,6% das mortes humanas. [2] [3]. Nas crianças, a leucemia linfoblástica aguda e os tumores cerebrais são os mais comuns, exceto em África, onde o linfoma não-Hodgkin ocorre com mais frequência. [4] Em 2012, foi diagnosticado cancro a cerca de 165 000 crianças com menos de 15 anos de idade. O risco de cancro aumenta significativamente com a idade e muitos cancros ocorrem mais frequentemente nos países desenvolvidos[5]. [5] As taxas estão a aumentar à medida que mais pessoas vivem até uma idade avançada e que se verificam mudanças no estilo de vida nos países em desenvolvimento. [6] Os custos financeiros do cancro foram estimados em 1,16 biliões de dólares americanos por ano em 2010.

Todas as células tumorais apresentam as seis caraterísticas do cancro. Estas caraterísticas são necessárias para produzir um tumor maligno. Elas incluem: [7]

- Crescimento e divisão celular sem os sinais adequados
- Crescimento e divisão contínuos, mesmo com sinais contrários
- Evitar a morte celular programada
- Número ilimitado de divisões celulares
- Favorecer a construção de vasos sanguíneos
- Invasão de tecidos e formação de metástases

O cancro é fundamentalmente uma doença de regulação do crescimento dos tecidos. Para que uma célula normal se transforme numa célula cancerosa, os genes que regulam o crescimento e a diferenciação celular devem ser alterados. [8] Os genes afectados dividem-se em duas grandes categorias. Os oncogenes são genes que promovem o crescimento e a reprodução celular. Os genes supressores de tumores são genes que inibem a divisão e a sobrevivência das células. A transformação maligna pode ocorrer através da formação de novos oncogenes, da sobre-expressão inadequada de oncogenes normais ou da sub-expressão ou desativação de genes supressores de tumores. Normalmente, são necessárias alterações em vários genes para

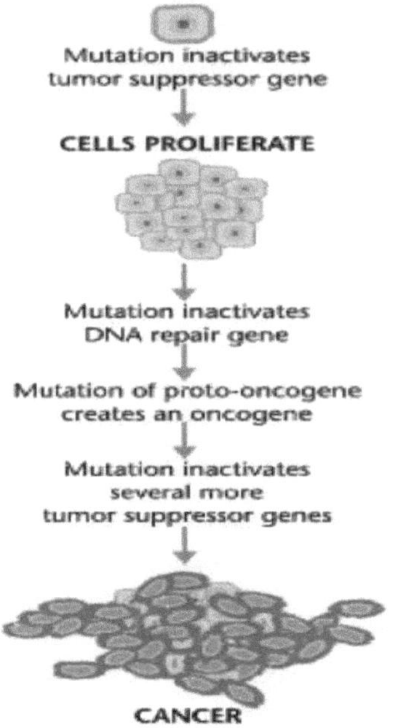

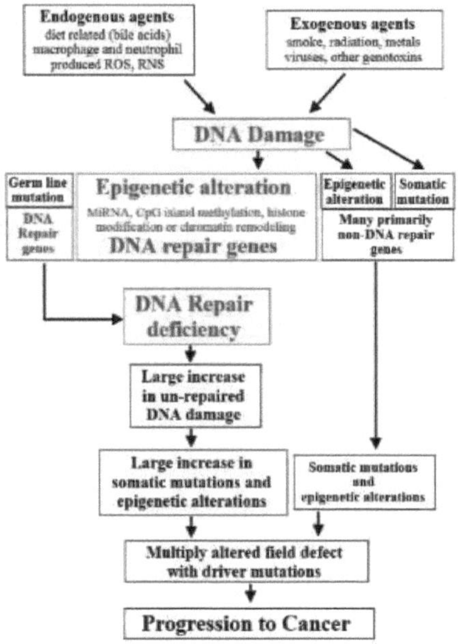

transformar uma célula normal numa célula cancerígena. [9]

As alterações genéticas podem ocorrer a diferentes níveis e por diferentes mecanismos. O ganho ou a perda de um cromossoma inteiro pode ocorrer através de erros na mitose. Mais comuns são as mutações, que são alterações na sequência de nucleótidos do ADN genómico. As mutações em grande escala envolvem a eliminação ou o ganho de uma porção de um cromossoma. A amplificação genómica ocorre quando uma célula ganha cópias (frequentemente 20 ou mais) de um pequeno locus cromossómico, normalmente contendo um ou mais oncogenes e material genético adjacente. A translocação ocorre quando duas regiões cromossómicas separadas se fundem de forma anormal, muitas vezes numa localização caraterística. Um exemplo bem conhecido é o cromossoma Filadélfia, ou translocação dos cromossomas 9 e 22, que ocorre na leucemia mieloide crónica e resulta na produção da proteína de fusão BCR-abl, uma tirosina quinase oncogénica.

A transformação de uma célula normal em cancro assemelha-se a uma reação em cadeia causada por erros iniciais, que se agravam em erros mais graves, cada um permitindo progressivamente que a célula escape a mais controlos que limitam o crescimento normal dos tecidos. Este cenário de rebelião é uma sobrevivência indesejável do mais apto, em que as forças motrizes da evolução trabalham contra a conceção do corpo e a imposição da ordem. Quando o cancro começa a desenvolver-se, este processo contínuo , denominado evolução clonal, leva à progressão para fases mais invasivas[10]. [A evolução clonal conduz à heterogeneidade intratumoral (células cancerosas com mutações heterogéneas), o que dificulta a conceção de estratégias de tratamento eficazes.

As capacidades caraterísticas desenvolvidas pelos cancros dividem-se em categorias, nomeadamente evasão da apoptose, autossuficiência em sinais de crescimento, insensibilidade a sinais anti-crescimento, angiogénese sustentada, potencial replicativo ilimitado, metástases, reprogramação do metabolismo energético e evasão da destruição imunitária. [11] [12].

1.2 Quimioterapia

A quimioterapia (frequentemente abreviada para quimio e, por vezes, CTX ou CTx) é uma categoria de tratamento do cancro que utiliza um ou mais medicamentos anticancerígenos (agentes quimioterapêuticos) como parte de um regime de quimioterapia normalizado. A quimioterapia pode ser administrada com uma intenção curativa (que envolve quase sempre combinações de medicamentos) ou pode ter como objetivo prolongar a vida ou reduzir os sintomas (quimioterapia paliativa). A quimioterapia é uma das principais categorias da oncologia médica (a disciplina médica especificamente dedicada à farmacoterapia do cancro).

De acordo com a utilização comum, o termo quimioterapia passou a designar a utilização de venenos intracelulares bastante inespecíficos, especialmente relacionados com a inibição do processo de divisão celular conhecido como mitose, e geralmente exclui os agentes que bloqueiam de forma mais selectiva os sinais de crescimento extracelular (ou seja, os bloqueadores da transdução de sinais). Por razões puramente históricas, o bloqueio dos sinais promotores de crescimento provenientes das hormonas endócrinas clássicas (principalmente estrogénios para o cancro da mama e androgénios para o cancro da próstata) é conhecido como terapia hormonal, enquanto o bloqueio de outras influências promotoras de crescimento (especialmente as associadas aos receptores tirosina-quinases) é conhecido como terapia dirigida.

Os agentes quimioterapêuticos tradicionais são citotóxicos por interferirem com a divisão celular (mitose), mas a suscetibilidade das células cancerosas a estes agentes é muito variável. Em grande medida, a quimioterapia pode ser considerada como uma forma de danificar ou stressar as células, o que pode levar à morte celular se a apoptose for iniciada. Muitos dos efeitos secundários da quimioterapia podem ser atribuídos a danos nas células normais que se dividem rapidamente e que são, portanto, sensíveis aos medicamentos anti-mitóticos: células da medula óssea, do trato digestivo e dos folículos pilosos. Daqui resultam os efeitos secundários mais comuns da quimioterapia: a mielossupressão (diminuição da produção de células sanguíneas, logo também imunossupressão), a mucosite (inflamação do revestimento do trato digestivo) e a alopécia (queda de cabelo). Devido ao seu efeito nas células imunitárias (especialmente nos linfócitos), os medicamentos de quimioterapia são frequentemente utilizados numa série de doenças que resultam de uma atividade excessiva e prejudicial do sistema imunitário contra si próprio (a chamada autoimunidade). Estas incluem a artrite reumatoide, o lúpus eritematoso sistémico, a esclerose múltipla, a vasculite e muitas outras.

1.3 Metotrexato

O metotrexato, abreviado MTX e anteriormente conhecido como ametopterina, é um medicamento antineoplásico, antimetabolito e antifulato [13] [14]. O metotrexato começou a substituir o antifulato mais tóxico aminopterina a partir da década de 1950. Faz parte da Lista de Medicamentos Essenciais da Organização Mundial de Saúde, uma lista dos medicamentos mais importantes necessários num sistema de saúde básico [15]. É utilizado no tratamento do cancro, de doenças auto-imunes, da gravidez ectópica e na indução de abortos médicos. O MTX tem uma vasta gama de efeitos terapêuticos, por exemplo, em doses elevadas em muitas doenças malignas e em doses baixas em doenças auto-imunes [16]. No entanto, a utilização do medicamento é limitada de tempos a tempos devido aos seus efeitos adversos. Alguns dos efeitos secundários mais conhecidos do MTX são a hepatotoxicidade (lesão hepática), a estomatite ulcerosa, a baixa contagem de glóbulos brancos e, por conseguinte, a predisposição para infecções, náuseas, dores abdominais, fadiga, febre, tonturas, pneumonite aguda, raramente fibrose pulmonar e insuficiência renal [17].

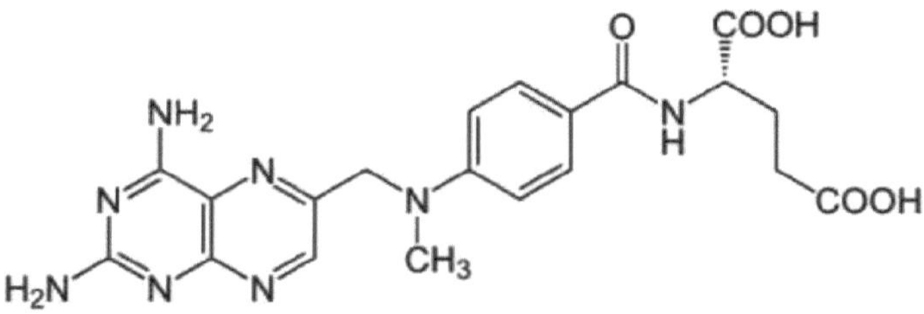

Methotrexate

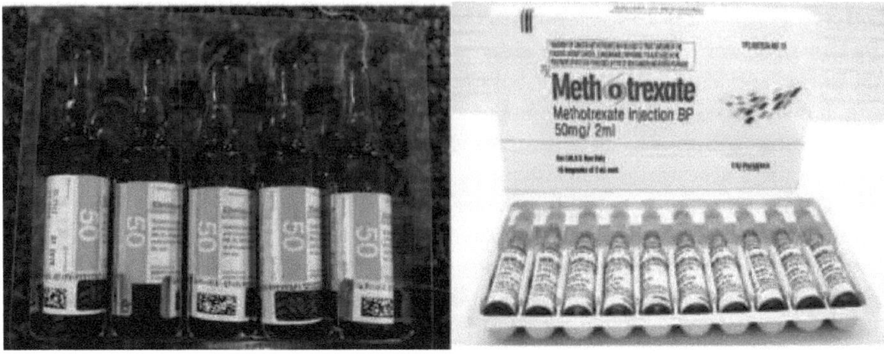

Pensa-se que o metotrexato afecta o cancro e a artrite reumatoide por duas vias diferentes. No caso do cancro, o metotrexato inibe competitivamente a di-hidrofolato redutase (DHFR), uma enzima que participa na síntese do tetra-hidrofolato [18] [19]. A afinidade do metotrexato pela DHFR é cerca de mil vezes superior à do folato. A DHFR catalisa a conversão do dihidrofolato em tetrahidrofolato ativo. O ácido fólico é necessário para a síntese de novo do nucleósido timidina, necessário para a síntese do ADN. Além disso, o folato é essencial para a biossíntese das bases purinas e pirimidinas, pelo que a sua síntese será inibida. Por conseguinte, o metotrexato inibe a síntese de ADN, ARN, timidilatos e proteínas [20]. [20] Em conjunto, estas enzimas são responsáveis pela produção da principal fonte de fosfato de nicotinamida adenina dinucleótido (NADPH) nas células em proliferação. Por conseguinte, a utilização de MTX pode causar uma diminuição dos níveis intracelulares de NADPH [21]. Assim, a diminuição dos níveis de NADPH devido à administração de MTX pode causar uma diminuição do nível de glutatião, que sensibiliza os hepatócitos contra os radicais reactivos de oxigénio (como o peróxido de hidrogénio, os aniões superóxido, os radicais hidroxilo e os radicais hipoclorito) e a consequente lesão dos hepatócitos [22].

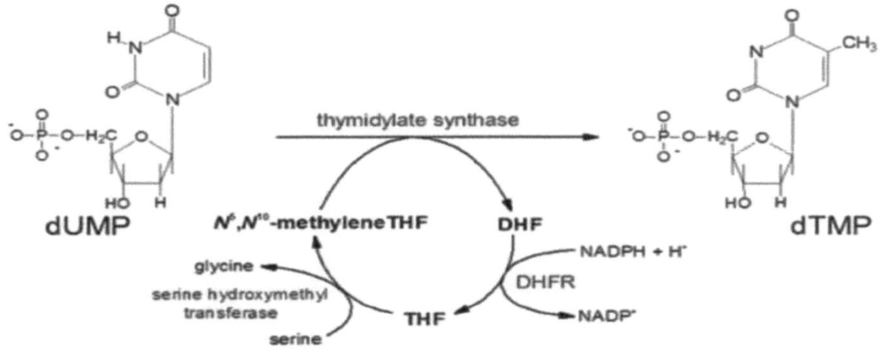

A nefrotoxicidade é um dos principais efeitos secundários do MTX. A forma mais frequente de toxicidade renal causada por doses elevadas de MTX é a insuficiência renal aguda e a precipitação do MTX e dos seus metabolitos na urina ácida é mencionada na fisiopatologia em geral. Por conseguinte, durante a administração de uma dose elevada de MTX, é obrigatório um fluxo urinário adequado e a alcalinização da urina para evitar a insuficiência renal aguda [23]. Outros mecanismos de toxicidade renal mediada pelo MTX são um efeito tóxico direto do MTX e o desenvolvimento de espécies reactivas de oxigénio (ROS) [24]. O aumento dos níveis de ERO provocou um estado de desequilíbrio entre oxidantes e antioxidantes, descrito pelo conhecido termo "stress oxidativo". Por conseguinte, recomenda-se que a sua utilização seja combinada com agentes antioxidantes, a fim de prevenir a toxicidade do MTX.

1.4 Stress oxidativo

O stress oxidativo reflecte um desequilíbrio entre a manifestação sistémica de espécies reactivas de oxigénio e a capacidade de um sistema biológico para desintoxicar rapidamente os intermediários reactivos ou para reparar os danos resultantes. As perturbações no estado redox normal das células podem causar efeitos tóxicos através da produção de peróxidos e radicais livres que danificam todos os componentes da célula, incluindo proteínas, lípidos e ADN. O stress oxidativo do metabolismo oxidativo provoca danos nas bases, bem como quebras de cadeia no ADN. Os danos nas bases são sobretudo indirectos e causados por espécies reactivas de oxigénio (ROS) geradas, por exemplo, O2- (radical superóxido), OH (radical hidroxilo) e H2O2 (peróxido de hidrogénio)[25]. [25] Além disso, algumas espécies oxidativas reactivas actuam como mensageiros celulares na sinalização redox. Assim, o stress oxidativo pode causar perturbações nos mecanismos normais de sinalização celular.

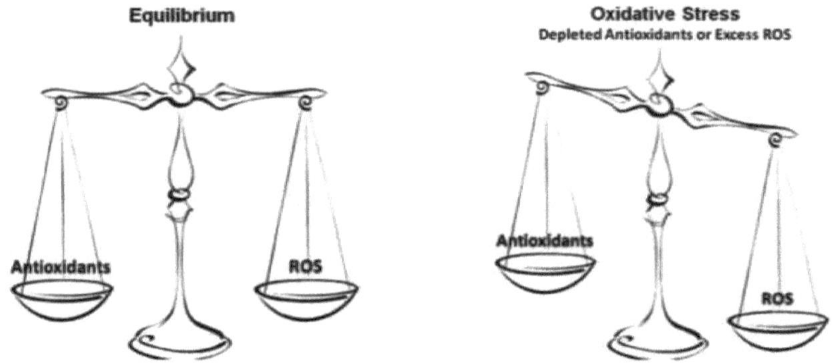

1.5 Antioxidantes

Um antioxidante é uma molécula que inibe a oxidação de outras moléculas. A oxidação é uma reação química que pode produzir radicais livres, conduzindo a reacções em cadeia que podem danificar as células. Os antioxidantes, como os tióis ou o ácido ascórbico (vitamina C), terminam estas reacções em cadeia. O termo "antioxidante" é utilizado principalmente para dois grupos diferentes de substâncias: produtos químicos industriais que são adicionados aos produtos para evitar a oxidação e produtos químicos naturais presentes nos alimentos e nos tecidos do corpo que se diz terem efeitos benéficos para a saúde.

Os antioxidantes naturais, como as frutas e os legumes, que fornecem proteção contra os radicais livres, podem diminuir a incidência e as taxas de mortalidade do cancro e das doenças cardíacas, para além dos seus outros benefícios para a saúde [26]. Recentemente, o consumo de ervas como a cereja de cornalina (Cornus mas), com elevados níveis de antioxidantes e antocianinas, tem vindo a aumentar. Os frutos de *C. mas* são prescritos para distúrbios gastrointestinais e excretores [27], para além de melhorarem as funções hepática e renal [28] [29]. Na medicina tradicional, esta planta era utilizada para tratar a diarreia, a inflamação intestinal, a febre, a malária, os cálculos renais e as infecções dos rins e da bexiga. Os frutos *de Cornus mas* têm antocianinas, flavonóides e um elevado teor de ácido oxálico [16]. Contém também substâncias antioxidantes, incluindo butirato hidroxianisol e hidroxitolueno butilado, e tem potencial para combater o cancro [30] [31].

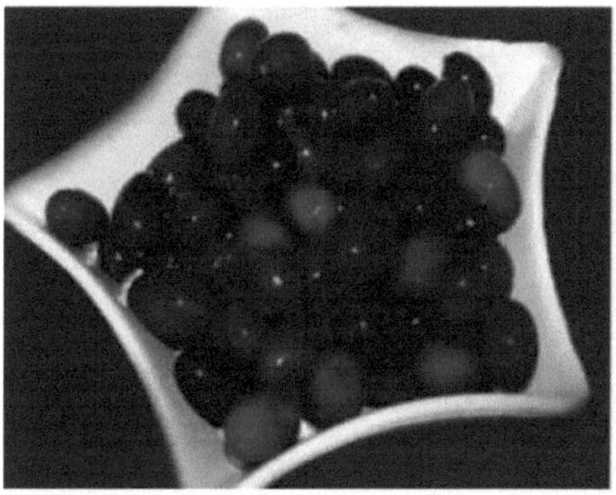
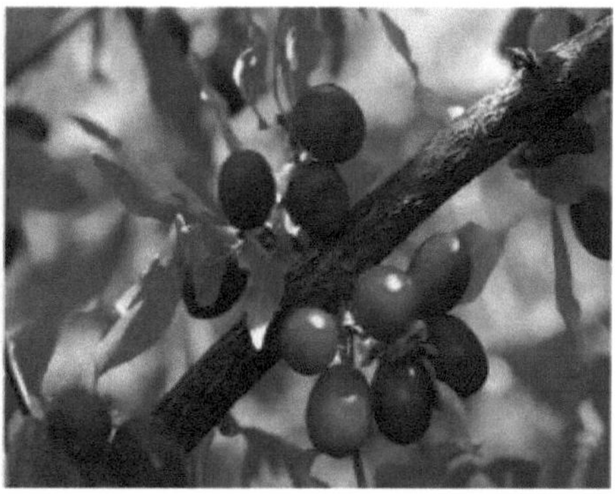

Capítulo 2

(Materiais e Métodos)

2.1 Animais e tratamento

Foram utilizados neste estudo quarenta e dois ratos albinos wistar machos, pesando [200-250 g]. Os ratos foram adquiridos no Instituto Pastor de Teerão, no Irão. Os animais foram mantidos em gaiolas de plástico em condições normais de humidade, luz (12h de luz/12h de escuridão) e temperatura (22±2°C) durante a experiência. Os ratos tiveram acesso ilimitado (ad libitum) a água e alimentos (código de ética do compromisso de ética e direitos dos animais da universidade).

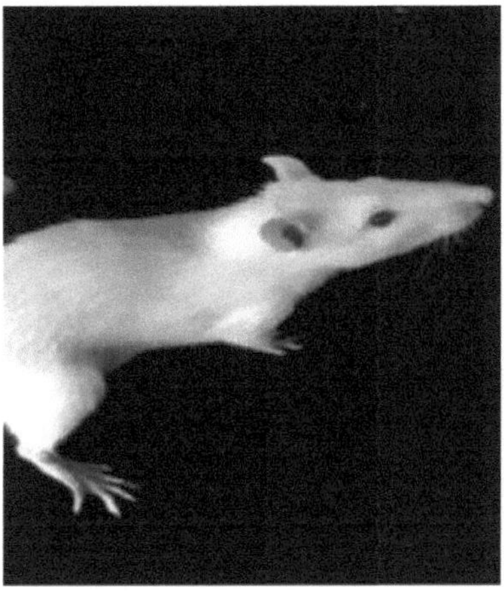

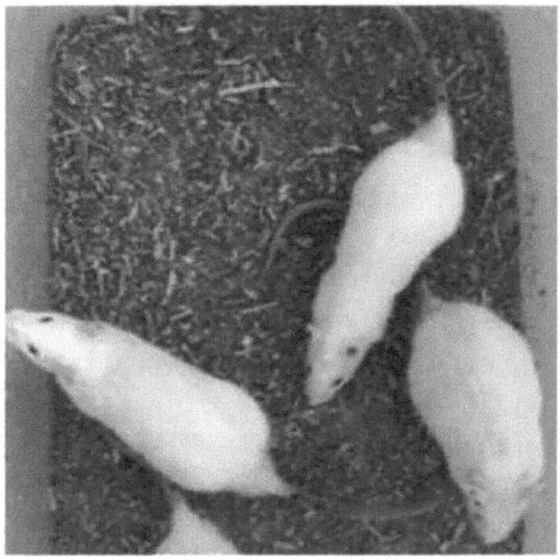

2.2 Protocolo experimental

Materiais vegetais

Os frutos *de Cornus mas* foram obtidos nos subúrbios de Kaleibar (Azarbayjan Oriental, Irão) no final do verão de 2014. Os frutos foram secos ao ar e depois transformados em pó; em todas as etapas, os componentes foram protegidos da luz solar direta. O pó foi conservado a 8°C.

Extração

Os frutos *de C. mas* secos ao ar foram moídos até se obter um pó grosseiro, 500 g do qual foram misturados com uma solução de metanol: água (7:1) a 25 ± 2°C. O solvente foi completamente removido por evaporador de vácuo rotativo a 50°C. Posteriormente, o CMFE foi congelado a -20°C até ao momento da utilização.

Os ratos foram divididos aleatoriamente em seis grupos, dois dos quais saudáveis e CMFE, constituídos por sete ratos, e os restantes grupos, constituídos por dez ratos cada.

Grupo I (Grupo de controlo, n = 7): A solução salina fisiológica (PS) (0,09%NaCl) foi administrada por via oral em aproximadamente o mesmo volume que os medicamentos administrados aos outros animais no mesmo dia, durante sete dias a partir do primeiro dia;

Grupo II (grupo CMFE, n = 7): O CMFE (extrato de frutos de Cornus mas) foi administrado numa dose de 700 mg/kg por via oral durante sete dias, a partir do primeiro dia.

Grupo III (grupo MTX, n = 10): MTX (Methotrexate®10 mg/ml, Ebetrex Pharma) foi administrado em dose única de 20 mg/kg (i.p.) no primeiro dia do estudo. Nos restantes dias sem administração de fármacos, a solução foi administrada por via oral, aproximadamente no mesmo volume que os fármacos administrados aos outros animais no mesmo dia;

Grupo IV (grupo MTX + CMFE, n = 10): O CMFE (extrato de frutos de Cornus mas) foi administrado numa dose de 300 mg/kg por via oral durante sete dias, a partir do primeiro dia. O MTX foi administrado apenas no primeiro dia, tal como no Grupo III.

Grupo V (grupo MTX + CMFE, n = 10): O CMFE (extrato de frutos de Cornus mas) foi administrado numa dose de 700 mg/kg por via oral durante sete dias, a partir do primeiro dia. O MTX foi administrado apenas no primeiro dia, tal como no Grupo III.

Grupo VI (grupo MTX + CMFE, n = 10): O CMFE (extrato de frutos de Cornus mas) foi administrado numa dose de 1400 mg/kg por via oral durante sete dias, a partir do primeiro dia. O MTX foi administrado apenas no primeiro dia, tal como no Grupo III.

Foi observada diarreia em alguns dos ratos que receberam MTX. Mas apoiámo-los imediatamente com líquido por gavagens orais.

2.3 Biomarcadores séricos

No final dos dias experimentais, a anestesia foi produzida por meio de um cocktail preparado com cloridrato de cetamina (90 mg/kg) e cloridrato de xilazina (10 mg/kg) i.p. Após a anestesia, todos os ratos foram sacrificados e foram obtidas amostras de sangue intracardíaco e amostras de tecido. Partes das amostras de tecido obtidas foram colocadas em solução de formalina neutra a 10%, depois de seccionadas em pedaços de 3-5 cm de espessura para investigação histopatológica. O resto das amostras de tecido foram armazenadas num congelador a -80°C para análises bioquímicas. As amostras de sangue obtidas para as análises bioquímicas foram analisadas no mesmo dia.

As amostras de sangue de rato foram colhidas em tubos de ativador de coágulos bioquímicos sem conservantes e centrifugadas a 4000 rpm durante 10 minutos (Hettich, Alemanha). Os níveis de ureia, creatinina, bilirrubina total, direta e indireta, aspartato transaminase (AST), alanina transaminase (ALT), fosfatase alcalina (ALP),

A lactato desidrogenase (LDH) foi medida fotometricamente num analisador automático bioquímico (Mindray BS 800 M, China). Os níveis de ácido úrico foram medidos enzimaticamente e o teor de albumina na amostra de sangue foi medido pelo método de eletroforese (ELCIA) e os níveis de Na/K foram medidos pelo método do elétrodo seletivo de iões (ISE).

2.4 Preparação do homogenato de fígado e rim

Após os dias de tratamento, os animais foram escarificados. Os tecidos hepático e renal foram homogeneizados em KCl (10 mM), tampão fosfato (1,15%) com EDETA (pH= 7,4) e centrifugados a 3000 rpm durante 30 minutos. Os sobrenadantes foram recolhidos para serem utilizados na medição do malondialdeído (MDA), da catalase (CAT) e da superóxido dismutase (SOD). O teor total de proteínas foi determinado com base no método de Lowry [32].

2.5 Atividade das enzimas antioxidantes

A superóxido dismutase (SOD) é uma enzima que catalisa alternadamente a dismutação (ou divisão) do radical superóxido (O2-) em oxigénio molecular normal (O2) ou peróxido de hidrogénio (H2O2). O superóxido é produzido como um subproduto do metabolismo do oxigénio e, se não for regulado, causa muitos tipos de danos celulares[33]. [O peróxido de hidrogénio também é prejudicial, mas menos, e é degradado por outras enzimas, como a catalase. Assim, a SOD é uma importante defesa antioxidante em quase todas as células vivas expostas ao oxigénio. Uma exceção é o Lactobacillus plantarum e os lactobacilos relacionados, que utilizam um mecanismo diferente para evitar os danos causados pelo oxigénio reativo (O2-).

A catalase (CAT) é uma enzima comum encontrada em quase todos os organismos vivos expostos ao oxigénio (como bactérias, plantas e animais). Catalisa a decomposição do peróxido de hidrogénio em água e oxigénio[34]. [É uma enzima muito importante na proteção da célula contra danos oxidativos causados por espécies reactivas de oxigénio (ROS). Do mesmo modo, a catalase tem um dos números de rotação mais elevados de todas as enzimas; uma molécula de catalase pode converter milhões de moléculas de peróxido de hidrogénio em água e oxigénio por segundo.

Para a medição da atividade da catalase, foi necessária uma unidade de catalase para decompor 1 μM de H2O2 em 1 minuto. Ao adicionar 1,0 mL de H2O2 20 mM (preparado de fresco), a reação foi inaugurada. O nível de decomposição do H2O2 foi determinado por espetrofotómetro a 240 nm durante 2 minutos. A atividade enzimática foi apresentada como U/mg de proteína [35].

A atividade da SOD foi testada conforme descrito por (Winterbourn et al, 1975). A mistura de reação continha 3 mL de tampão fosfato de potássio 0,067M (pH = 7,8), 0,2 mL de MEDTA 0,1, cianeto de sódio 0,3 mM (NaCN) e 0,1 mL de tetrazólio nitroblue 1,5mM (NBT). Uma unidade de atividade enzimática (como quantidade de SOD) foi determinada para produzir uma inibição de 50% da redução do NBT e a atividade enzimática específica foi apresentada como unidades por miligrama de proteína total.

2.6 Designação da peroxidação lipídica

A peroxidação lipídica é a degradação oxidativa dos lípidos. É o processo em que os radicais livres "roubam" electrões dos lípidos das membranas celulares, resultando em danos celulares. Este processo ocorre através de um mecanismo de reação em cadeia dos radicais livres. Afecta mais frequentemente os ácidos gordos polinsaturados, uma vez que estes contêm múltiplas ligações duplas entre as quais se encontram pontes de metileno (-CH2-) que possuem átomos de hidrogénio especialmente reactivos. Como em qualquer reação radicalar, a reação consiste em três etapas principais: iniciação, propagação e terminação. Os produtos químicos desta oxidação são conhecidos como peróxidos lipídicos ou produtos de oxidação lipídica (LOPs).

A peroxidação lipídica foi medida com base na formação da substância reactiva do ácido tiobarbitúrico (TBARS) a partir do homogenato de fígado. Para a preparação do reagente de ácido tiobarbitúrico, adicionaram-se 2 ml (15% p/v de TCA, 0,375% p/v de TBA e 0,25 M de HCl) a 2 ml do sobrenadante. A diluição foi aquecida durante 15 minutos em água a ferver. Após arrefecimento, foi centrifugada a 1000 g durante 10 minutos e o precipitado foi removido. As formas de MDA foram misturadas com TBA, que foi medido por espetrofotómetro a 532 nm. A concentração de MDA foi calculada com base no coeficiente de absorvância do complexo TBA-MDA ($\varepsilon = 1{,}56 \times 105$/M/cm) e apresentada como nmol/mg de proteína [36].

2.7 GC-MS

A cromatografia gasosa-espetrometria de massa (GC-MS) é um método analítico que combina as caraterísticas da cromatografia gasosa e da espetrometria de massa para identificar diferentes substâncias numa amostra de teste. As aplicações da GC-MS incluem a deteção de drogas, a investigação de incêndios, a análise ambiental, a investigação de explosivos e a identificação de amostras desconhecidas, incluindo amostras de material obtidas do planeta Marte durante missões de sondas já na década de 1970. A GC-MS também pode ser utilizada na segurança dos aeroportos para detetar substâncias na bagagem ou em seres humanos. Além disso, pode identificar elementos vestigiais em materiais que anteriormente se pensava estarem desintegrados para além da identificação.

O GC-MS é composto por dois blocos principais: o cromatógrafo de gás e o espetrómetro de massa. O cromatógrafo de gás utiliza uma coluna capilar que depende das dimensões da coluna (comprimento, diâmetro, espessura da película), bem como das propriedades da fase (por exemplo, 5% de fenilpolissiloxano). A diferença nas propriedades químicas entre as diferentes moléculas de uma mistura e a sua afinidade relativa para a fase estacionária da coluna promoverá a separação das moléculas à medida que a amostra percorre o comprimento da coluna. As moléculas são retidas pela coluna e, em seguida, eluem (saem) da coluna em momentos diferentes (designados por tempo de retenção), o que permite ao espetrómetro de massa a jusante capturar, ionizar, acelerar, desviar e detetar separadamente as moléculas ionizadas. O espetrómetro de massa faz isto dividindo cada molécula em fragmentos ionizados e detectando estes fragmentos utilizando a sua relação massa/carga. Neste estudo, a amostra CMFE foi enviada para o laboratório de química (Universidade de Tabriz) para analisar componentes desconhecidos do extrato.

2.8 Análise estatística

A análise estatística foi realizada por meio do programa SPSS®16.0, compatível com Windows. Os grupos foram comparados por meio de um dos testes não paramétricos, o teste de Kruskal-Wallis, na análise dos achados bioquímicos e histoquímicos obtidos nas amostras de sangue. O teste U de Mann-Whitney foi utilizado nas comparações de medidas entre os dois grupos. O nível de significância foi aceito como $p < 0,05$. Os valores foram expressos em média ±SEM. Na análise dos achados obtidos nas amostras de tecido, os grupos foram comparados por meio de um teste não paramétrico, ANOVA de uma via, e a significância entre os grupos foi identificada por meio da diferença menos significativa entre os testes post-hoc. O nível de significância foi aceite como $P<0,05$.

Capítulo 3

(Resultados)

3.1 O CMFE inverte a hepatotoxicidade induzida pelo MTX

Os nossos dados revelaram que a administração de MTX provocou um aumento de nove vezes do nível de LDH no soro, que diminuiu quatro vezes no grupo MTX+CMFE. O grupo tratado com MTX também apresentou um aumento significativo dos marcadores de hepatotoxicidade AST (76,36%), ALT (44,76%), ALP sérica (46,66%) e níveis de bilirrubina direta (84,52%) em comparação com o controlo (P<0,05), o que indica hepatotoxicidade induzida pelo MTX (quadros 1 e 2). Nos grupos administrados com CMFE, a ALT, a AST, a ALP e a bilirrubina direta não apresentaram alterações significativas. A administração de CMFE preveniu significativamente as alterações induzidas pelo MTX nestes parâmetros bioquímicos, ou seja, AST (P<0,05), ALT (P<0,05), ALP (P<0,05), bilirrubina direta (P<0,05) e atividade da LDH (P<0,05).

Quadro 1: Parâmetros séricos que indicam a função hepática

Grupos	Bilirrubina total (mg/dl)	Bilirrubina direta (mg/dl)	Bilirrubina indireta (mg/dl)
Controlo	**0.253±0.0103**	**0.026±0.008**	**0.215±0.010**
CMFE	**0.175±0.0137**	**0.028±0.009**	**0.155±0.0204**
MTX	**0.281±0.011**[a]	**0.168±0.063**[a]	**0.228±0.073**
MTX+CMFE 300	**0.301±0.014**	**0.036±0.005**	**0.25±0.094**
MTX+CMFE 700	**0.346±0.059**	**0.06±0.035**	**0.271±0.074**
MTX+CMFE 1400	**0.158±0.0172**[b]	**0.036±0.005**[b]	**0.123±0.089**[b]

[a] Indicar a significância P<0,05 em comparação com o grupo de controlo. [b] indica a significância P<0,05 em comparação com o grupo MTX. Os valores são Média±SEM (n=7 ou n=10 em cada grupo).

Quadro 2: Parâmetros séricos que indicam a função hepática

Grupos	AST (U/L)	ALT (U/L)	ALP (U/L)
Controlo	**134.83±22.99**	**58±10.24**	**104.16±12.92**
CMFE	**160.33±34.81**	**89.16±20.6**	**110.15±15.98**
MTX	**567.83±180.01**[a]	**105.33±22.23**[a]	**195.83±15.49**[a]
MTX+CMFE 300	**395.33±98.20**	**106.83±18.04**	**173.16±13.31**
MTX+CMFE 700	**171.16±25.44**[b]	**56.16±5.72**[b]	**116±20.44**[b]
MTX+CMFE 1400	**149.00±20.60**[b]	**67.16±11.92**[b]	**149.16±20.13**

[a] Indicar a significância P<0,05 em comparação com o grupo de controlo. [b] indica a significância P<0,05 em comparação com o grupo MTX. Os valores são Média±SEM (n=7 ou n=10 em cada grupo).

3.1.1 Atividade das enzimas antioxidantes hepáticas

3.1.1.1 SOD e CAT

No contexto celular, a SOD catalisa a conversão de O_2 num produto menos nocivo, o H_2O_2, que é depois convertido em água pela CAT. O tratamento com MTX também prejudicou as actividades da CAT (0,8 nmoles de H2O2 consumido/min/mg de proteína) e da SOD (16 unidades/mg de proteína). O tratamento com CMFE manteve as actividades da CAT e da SOD próximas do normal (1,278 nmoles de H2O2 consumido/min/mg de proteína e 28,04 unidades/mg de proteína, respetivamente). A modulação das actividades destas enzimas pela CMFE impede possivelmente que os radicais reactivos gerados pelas mitocôndrias causem stress oxidativo e danos celulares (Quadro 3 e Figura 1 e 2).

Quadro 3: Os parâmetros de stress oxidativo indicam a função hepática

Grupos	SOD (U/mg de proteína)	CAT(nmol H2O2/min/mg proteína)	MDA (nmol/mg de proteína)
Controlo	242.63 ± 29.39	189.22 ± 25.11	4.32 ± 0.89
CMFE	259.23 ± 32.25	174.34 ± 36.09	4.06± 0.94
MTX	266.44 ± 36.45	259.87 ± 81.23	10.87 ± 1.50[a]
MTX+CMFE 300	255.63 ± 14.85	236.41 ± 52.22	7.70 ± 1.51
MTX+CMFE 700	245.22 ± 59.44	209.77 ± 54.12	6.44 ± 1.73[b]
MTX+CMFE 1400	232.43± 62.36	195.44± 46.57	5.23 ± 1.32[b]

[a] Indicar a significância P<0,05 em comparação com o grupo de controlo. [b] indica a significância P<0,05 em comparação com o grupo MTX. Os valores são a média± SEM (n=7 ou n=10 em cada grupo).

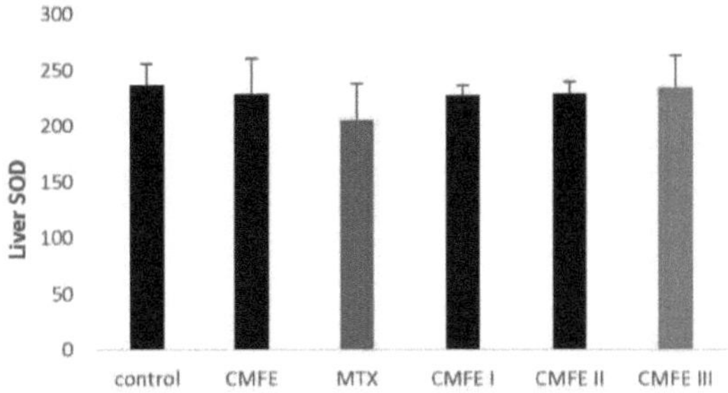

Figure 1. A administração de MTX aumentou a atividade da CAT nos hepatócitos e o CMFE diminuiu o nível de CAT nas células hepáticas.

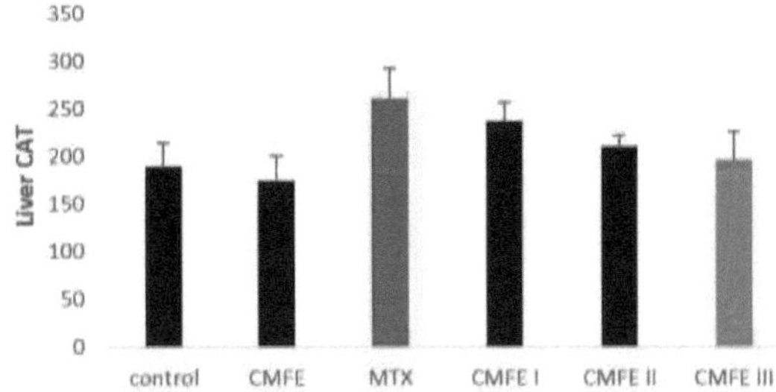

Figure 2. Nos grupos tratados com MTX, o nível de SOD diminuiu, mas a administração de CMFE fez com que o nível de SOD voltasse ao normal.

3.1.2 Peroxidação lipídica hepática

Observou-se que a administração de MTX aumentou significativamente o conteúdo de MDA nas células hepáticas (alteração de 55%), formado como resultado do aumento de LPO, indicando a presença de stress oxidativo, que foi marcadamente suprimido pelo pré-tratamento com CMFE (alteração de 33%). Não foi observada qualquer diferença significativa do nível de MDA entre os grupos CMFE e de controlo (Tabela 3 e Figura 3).

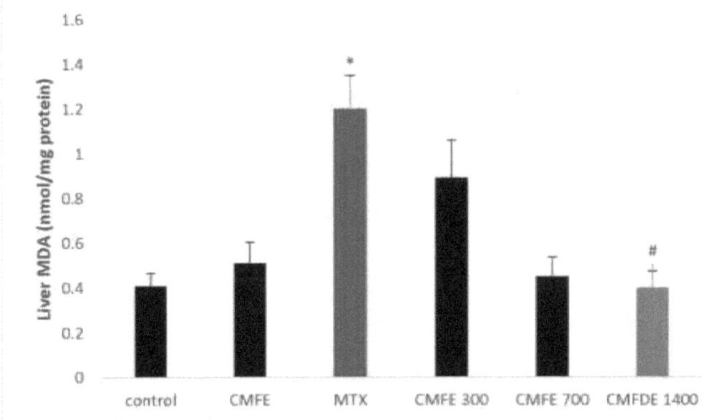

Figure 3. O MTX aumentou significativamente o nível de MDA no fígado, enquanto o CMFE diminuiu o nível de MDA nos hepatócitos.

3.1.3 Biomarcadores séricos que indicam a função hepática

3.1.3.1 AST

Os nossos dados revelaram que a administração de MTX provocou um aumento do nível de AST no soro, que diminuiu no grupo MTX+CMFE. O grupo tratado com MTX registou um aumento significativo dos marcadores de hepatotoxicidade AST (76,36%), ao passo que a administração de CMFE pode diminuir o nível de AST no soro (Figura 4).

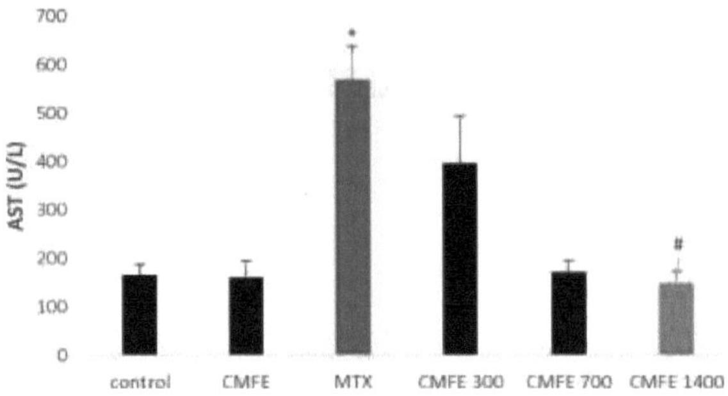

Figura 4. O MTX aumentou o nível de AST no soro, o CMFE diminuiu o nível de AST para o intervalo normal.

3.1.2.1 ALT

Os nossos dados revelaram que a administração de MTX provocou um aumento do nível de ALT no soro, que diminuiu no grupo MTX+CMFE. O grupo tratado com MTX registou um aumento significativo dos marcadores de hepatotoxicidade AST (44,76%), ao passo que a administração de CMFE pode diminuir o nível de ALT no soro (Figura 5).

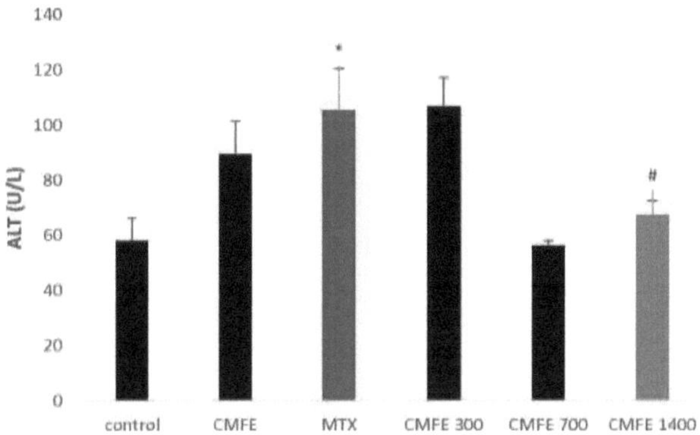

Figura 5. O MTX aumentou o nível de ALT no soro, enquanto o CMFE diminuiu significativamente o nível de ALT para o intervalo normal.

3.1.3.3 ALP

Este estudo mostrou que a administração de MTX pode aumentar o nível de ALP no soro, que diminuiu no grupo MTX+CMFE. O grupo tratado com MTX registou um aumento significativo dos marcadores de hepatotoxicidade ALP (46,66%) e, em contrapartida, a administração de CMFE pode diminuir o nível de ALP no soro (Figura 6).

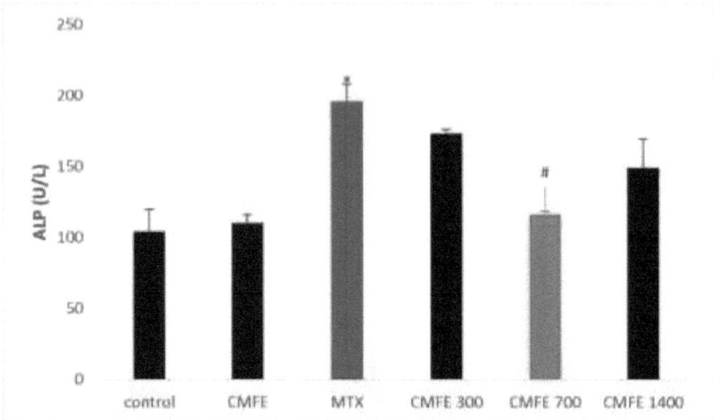

Figure 6. A administração de MTX aumentou o nível de Alp no soro, em contrapartida a CMFE diminuiu o nível de ALP no soro.

3.1.3.4 Bilirrubina

Este estudo mostrou que a administração de MTX pode aumentar o nível de bilirrubina total e direta no soro, que diminuiu no grupo MTX+CMFE. O grupo tratado com MTX apresentou um aumento significativo do nível de bilirrubina (84,52%) e, em contrapartida, a administração de CMFE pode diminuir o nível de bilirrubina no soro (Figura 7 e 8).

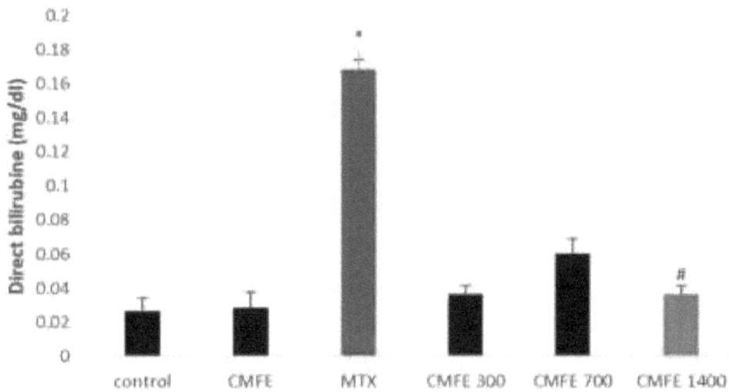

Figure 7. A administração de MTX aumentou o nível de di-bilirrubina no soro e a administração de CMFE diminuiu significativamente o nível de di-bilirrubina.

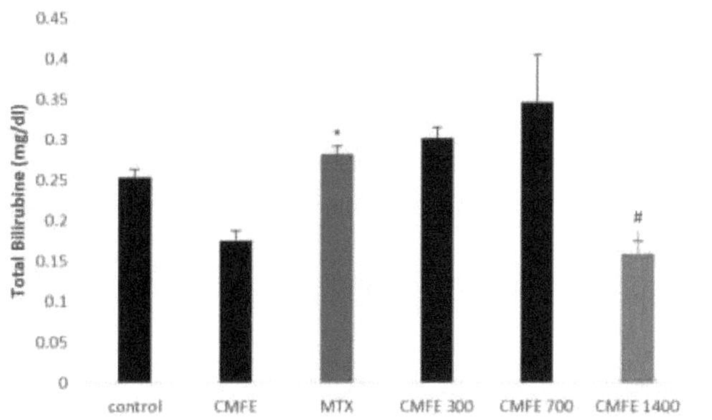

Figure 8. O MTX aumentou o nível de T-bilirrubina no soro, enquanto o CMFE pode diminuir o teor de T-bilirrubina no soro.

3.1.3.4 LDH

A administração de MTX aumentou o nível de LDH no soro, que diminuiu no grupo MTX+CMFE. O grupo tratado com MTX apresentou um aumento significativo do nível de LDH, ao passo que a administração de CMFE pode diminuir o teor de LDH no soro (Figura

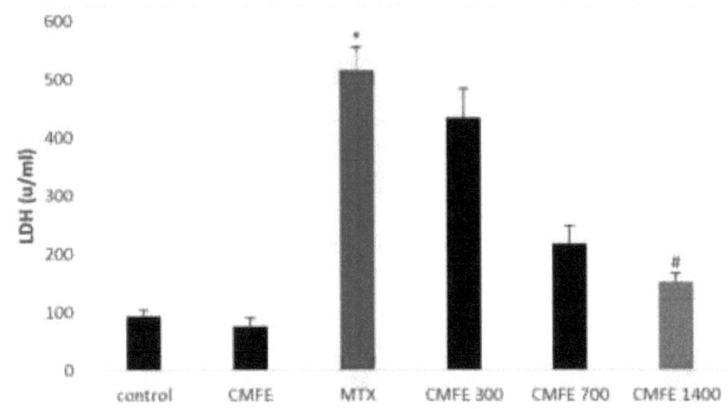

9).

Figure 9. A administração de MTX aumentou o nível de LDH no soro e o CMFE reduziu o conteúdo de LDH no soro.

3.2 O CMFE inverte a nefrotoxicidade induzida pelo MTX

Também se observou que a administração de MTX causou nefrotoxicidade através de um aumento significativo da concentração sérica de ureia, ácido úrico, creatinina e K quando comparada com o controlo (P<0,05), o que indica nefrotoxicidade induzida pelo MTX (Tabela 4). Nos grupos administrados com CMFE, a ureia, o ácido úrico, a creatinina, a albumina, o Na e o K apresentaram alterações não significativas. A administração de CMFE preveniu significativamente as alterações induzidas pelo MTX na concentração sérica de ureia (P<0,05), ácido úrico (P<0,05), creatinina (P<0,05) e K (P<0,05).

Quadro 4: Concentração sérica Parâmetros que indicam a função renal

Grupos	Ureia (mg/dl)	Creatinina	Ácido úrico	Na^+ (mEq/L)	K^+ (mEq/L)	Albumina (g/dl)
Controlo	51.16±12.22	0.59±0.091	3.5±0.76	136.33±20.78	12.63±1.93	2.36±0.33
CMFE	43±9.16	0.60±0.098	1.48±0.51	145.86±24.68	7.43±1.23	3.11±0.75
MTX	102.66±19.93[a]	0.81±0.063	5.13±1.15[a]	139.66±10.49	28.72±5.25[a]	3.33±0.43
MTX+CMFE 300	65.83±12.66	0.79±0.023	3.21±0.89	150.01±30.39	11.53±2.34	3.36±0.81
MTX+CMFE 700	65.16±14.54	0.77±0.083	1.35±0.37	136.61±30.61	8.48±1.32	2.98±0.24
MTX+CMFE 1400	44.66±13.21[b]	0.54±0.045[b]	1.15±0.44[b]	138.76±39.97	7.13±1.03[b]	2.66±0.53

[a] Indicar a significância P<0,05 em comparação com o grupo de controlo. [b] indica a significância P<0,05 em comparação com o grupo MTX. Os valores são Média±SEM (n=7 ou n=10 em cada grupo).

3.2.1 Biomarcadores séricos que indicam a função renal

3.2.1.1 Ureia

Também se observou que a administração de MTX causou nefrotoxicidade através de um aumento significativo da concentração sérica de ureia. Nos grupos administrados com CMFE, a ureia apresentou alterações não significativas. A administração de CMFE preveniu significativamente as alterações induzidas pelo MTX na concentração sérica de ureia

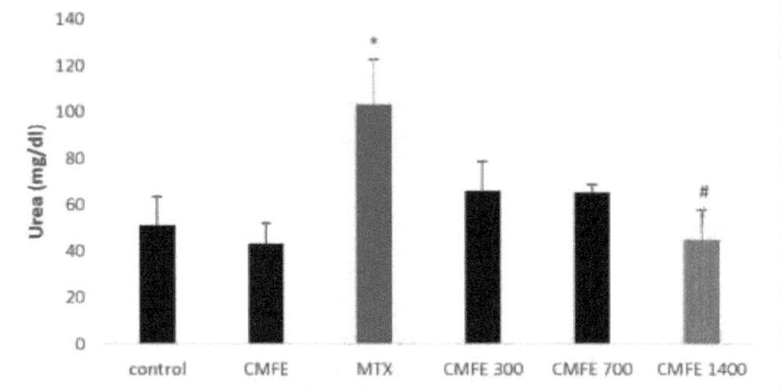

($P<0,05$) (Figura 10).

Figure 10. O MTX aumentou o teor de ureia no soro, ao passo que o CMFE diminuiu o nível de ureia para o intervalo normal.

3.2.1.2 Ácido úrico

Também se observou que a administração de MTX causou nefrotoxicidade através de um aumento significativo da concentração sérica de ácido úrico. Nos grupos administrados com CMFE, o ácido úrico apresentou alterações não significativas. A administração de CMFE preveniu significativamente as alterações induzidas pelo MTX na concentração sérica de ácido úrico (P<0,05) (Figura 11).

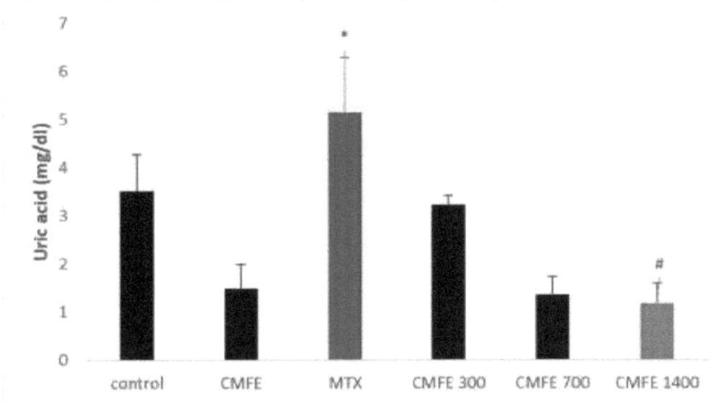

Figure 11. O MTX aumentou a concentração de ácido úrico no soro e o CMFE diminuiu o nível de ácido úrico no soro.

3.2.1.3 Creatinina

Este estudo observou que a administração de MTX causou nefrotoxicidade através de um aumento não significativo da concentração sérica de creatinina. Nos grupos administrados com CMFE, a creatinina apresentou alterações não significativas. A administração de CMFE preveniu significativamente as alterações induzidas pelo MTX na concentração sérica de creatinina (P<0,05) (Figura 12).

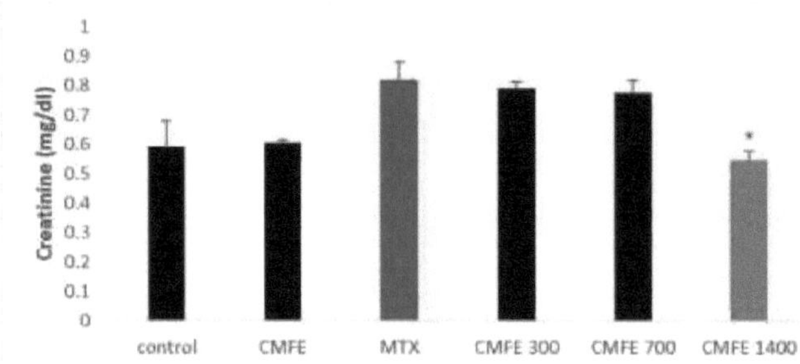

Figure 12. O MTX aumentou o nível de creatinina do soro e, em contrapartida, o CMFE diminuiu o teor de creatinina do soro.

3.2.1.4 Na /K⁺⁺

Este estudo demonstrou que a administração de MTX causou nefrotoxicidade através de um aumento significativo da concentração sérica de K^+ mas uma alteração não significativa de Na^+ . Nos grupos administrados com CMFE, o Na /K^{++} apresentou alterações não significativas. A administração de CMFE preveniu significativamente as alterações induzidas

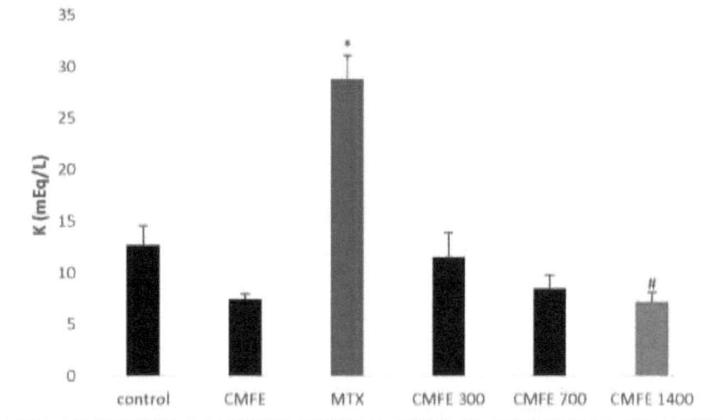

pelo MTX na concentração sérica de K^+ ($P<0,05$) (Figura 13).

Figure 13. A administração de MTX aumentou o nível de K no soro, nos grupos tratados com CMFE o nível de K diminuiu.

3.2.2 Atividade das enzimas antioxidantes do rim

3.2.2.1 SOD e CAT

Neste estudo, não se verificaram alterações significativas na atividade da SOD e da CAT nas células do fígado. As actividades da SOD e da CAT encontram-se no intervalo normal nos grupos tratados com MTX. (Tabela 5, Figura 14 e 15).1.

Grupos	SOD (U/mg de proteína)	CAT (nmol H2O2/min/mg proteína)	MDA (nmol/mg de proteína)
Controlo	236.28 ± 26.68	203.21 ± 58.28	5.19 ± 1.26
CMFE	228.23 ± 32.45	213.11± 23.12	7.69± 0.98
MTX	205.12 ± 32.98	264.63 ± 52.14	10.44 ± 0.63[a]
MTX+CMFE 300	227.17 ± 38.19	263.19 ± 41.35	9.53 ± 0.91
MTX+CMFE 700	229.25 ± 27.80	223.47 ± 63.86	7.89 ± 1.02
MTX+CMFE 1400	234.11 ± 29.04	216.46 ± 54.22	6.95 ± 1.04[b]

Quadro 5: Os parâmetros de stress oxidativo indicam a função renal

2. [a]) Indicar a significância P<0,05 em comparação com o grupo de controlo. [b] Indica a significância P<0,05 em comparação com o grupo

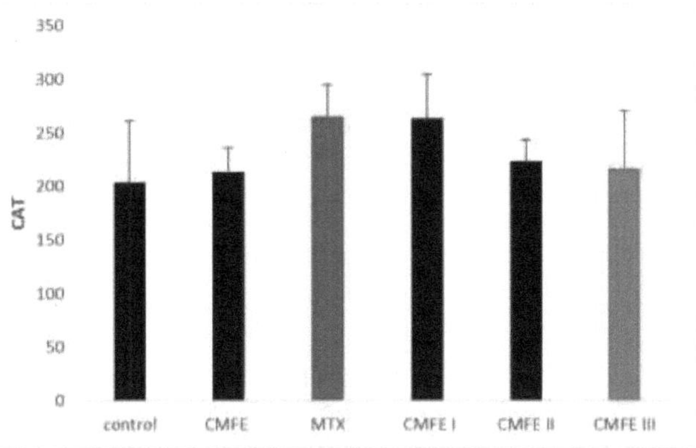

MTX. Os valores são Média± SEM (n=7 ou n=10 em cada grupo).

Figure 14. Não se registam alterações significativas nos grupos tratados com MTX e MTX+CMFE.

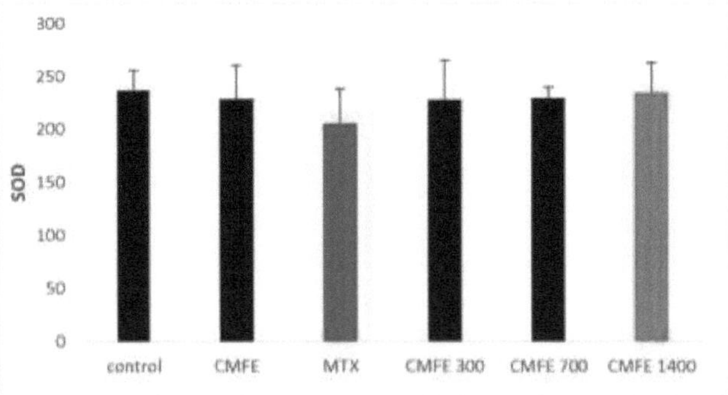

Figure 15. O nível de CAT aumentou no grupo tratado com MTX, mas não foi significativo.

3.2.3 Peroxidação lipídica renal

Observou-se que a administração de MTX aumentou significativamente o conteúdo de MDA nas células renais (alteração de 55%), formado como resultado do aumento de LPO, indicando a presença de stress oxidativo, que foi marcadamente suprimido pelo pré-tratamento com CMFE (alteração de 33%). Não foi observada qualquer diferença significativa do nível de MDA entre os grupos CMFE e de controlo (Tabela 5 e Figura 16).

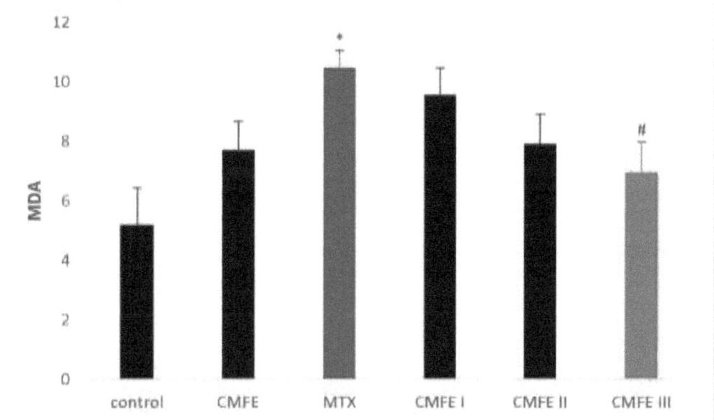

Figure 16. A administração de MTX aumentou o nível de MDA nos nefrócitos e o CMFE diminuiu o nível de MDA para o intervalo normal.

3.3 Componentes activos do CMFE

A cromatografia gasosa-espetrometria de massa (GC-MS) é um método analítico que combina as caraterísticas da cromatografia gasosa e da espetrometria de massa para identificar diferentes substâncias numa amostra de teste. As aplicações da GC-MS incluem a deteção de drogas, a investigação de incêndios, a análise ambiental, a investigação de explosivos e a identificação de amostras desconhecidas, incluindo amostras de material obtidas do planeta Marte durante missões de sondas já na década de 1970. A GC-MS também pode ser utilizada na segurança dos aeroportos para detetar substâncias na bagagem ou em seres humanos. Além disso, pode identificar elementos vestigiais em materiais que anteriormente se pensava estarem desintegrados para além da identificação.

3.3.1 Tabela GC-MS

A CMFE é enviada para o laboratório de química analítica para detetar as moléculas activas do extrato através do método GC-MS. As análises GC-MS do CMFE são apresentadas no quadro seguinte.

No	Trade Name	IUPAC Name	Molecular Formula	Molecular weight	Area	PubChem CID	CAS	2D structure
1	Polyphenyl Ether	1,3-bis(3-phenoxyphenoxy)benzene	$C_{30}H_{22}O_4$	446.493	1.89 %	75565	2455-71-2	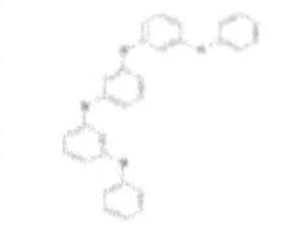
2	Pulegone	5-methyl-2-propan-2-ylidenecyclohexan-1-one	$C_{10}H_{16}O$	152.23344 g/mol	0.46 %	6988	89-82-7	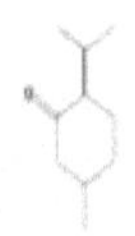
3	ZINC (00480685)	2-(5-nitrothiophen-3-yl)pyrimidine	$C_8H_5N_3O_2S$	207.2092 g/mol	1.62 %	901433	57059-16-2	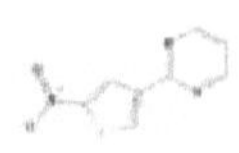
4	Isopiperitenone	3-methyl-6-prop-1-en-2-ylcyclohex-2-en-1-one	$C_{10}H_{14}O$	150.21756 g/mol	0.11 %	79036	529-01-1	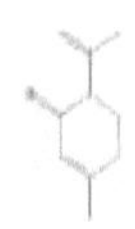
5	Copaene	Copaene; ALPHA-COPAENE	$C_{15}H_{24}$	204.35106 g/mol	0.70 %	70678558	58569-25-8	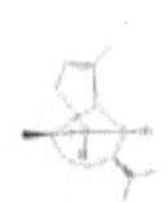

6	Topanol M	1-N,4-N-di(butan-2-yl)benzene-1,4-diamine	$C_{14}H_{24}N_2$	220.35376 g/mol	0.55 %	7589	101-96-2	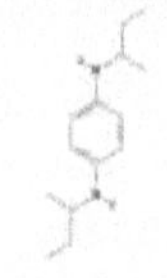
7	(+)-alpha-Longipinene	(1R,2S,7R,8R)-2,6,6,9-Tetramethyltricyclo	$C_{15}H_{24}$	204.35106 g/mol	0.60 %	16217635	5989-08-2	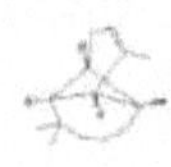
8	Cedrol	Cedrol; (+)-Cedrol; Alpha-Cedrol	$C_{15}H_{26}O$	222.36634 g/mol	0.90 %	65575	77-53-2	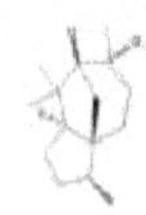
9	Froggatt Ether	4-Epi-cis-Dihydroagarofuran; 2H-3,9a-Methano-1-benzoxepin	$C_{15}H_{26}O$	222.36634 g/mol	3.20 %	521889	5956-09-2	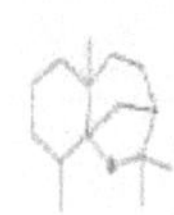
10	Guaiene, beta	Guaiene, beta-; Guaia-1(5),7(11)-diene; .beta.-Guaiene;	$C_{15}H_{24}$	204.35106 g/mol	0.88 %	6949	88-84-6	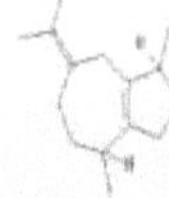

11	Spathulenol	Ent-Spathulenol; UNII-TZZ5I978VX; CHEBI:67836	$C_{15}H_{24}O$	220.35046 g/mol	1.98 %	13854255	77171-55-2	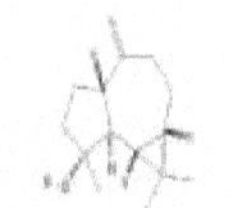
12	10s,11s-Himachala-3(12),4-diene	10s,11s-Himachala-3(12),4-diene	$C_{15}H_{24}$	204.35106 g/mol	1.31 %	14038471	0	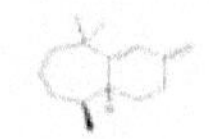
13	Valencene	Valencene; (+)-Valencene; Valencen	$C_{15}H_{24}$	204.35106 g/mol	4.91 %	9855795	4630-07-3	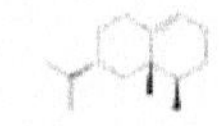
14	Alloaromadendrene	Alloaromadendrene	$C_{15}H_{24}$	204.35106 g/mol	4.65 %	10899740	25246-27-9	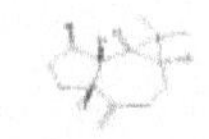
15	Aromadendrene	Aromadendrene	$C_{15}H_{24}$	204.35106 g/mol	4.43 %	91354	489-39-4	
16	AROMADENDRENE	(1R,2S,8R,11R)-7-Methylene-3,3,11-trimethyltricyclo	$C_{15}H_{24}$	204.35106 g/mol	4.65 %	11095734	489-39-4	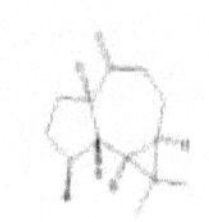

17	AROMADENDRENE	(1R,2S,8R,11R)-7-Methylene-3,3,11-trimethyltricyclo	$C_{15}H_{24}$	204.35106 g/mol	4.85 %	11095734	489-39-4	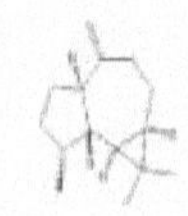
18	beta-Bisabolene	Beta-Bisabolene	$C_{15}H_{24}$	204.35106 g/mol	8.45 %	10104370	24568-69-2	
19	Calarene Epoxide	Calarene epoxide	$C_{15}H_{24}O$	220.35046 g/mol	2.46 %	111446	0	
20	Viridiflorol	Viridiflorol ; D-Viridiflorol	$C_{15}H_{26}O$	222.36634 g/mol	2.82 %	94174	552-02-3	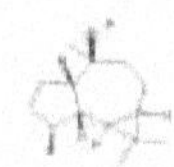
21	Humulene	Humulene; Alpha-Humulene	$C_{15}H_{24}$	204.35106 g/mol	4.96 %	5281520	0	
22	gamma-cadinene	GAMMA-CADINENE	$C_{15}H_{24}$	204.35106 g/mol	3.80 %	92313	0	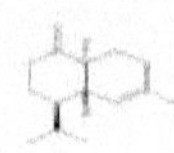
23	Lepidozene		$C_{15}H_{24}$	204.35106 g/mo	0.99 %	10987384	74033-93-5	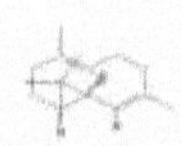

24	Coleon U	Coleon U; NSC337582; 65714-69-4	$C_{20}H_{26}O_5$	346.41744 g/mol	2.01 %	333723	65714-69-4	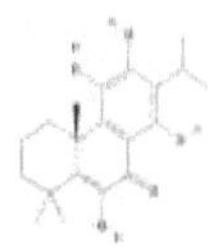
25	Isoaromadendrene Epoxide	1,3b,6,6-Tetramethyldecahydro-1H-cycloprop a	$C_{15}H_{24}O$	220.35046 g/mol	2.41 %	534398	0	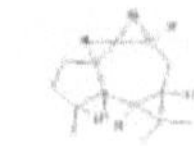
26	Carbofuran Phenol	2,3-DIHYDRO-2,2-DIMETHYL-7-BENZOFURANOL	$C_{10}H_{12}O_2$	164.20108 g/mol	4.62 %	15278	1563-38-8	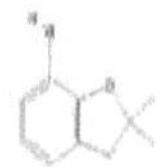
27	DIUNDECYL PHTHALATE	Santicizer 711; Di-n-undecyl phthalate	$C_{30}H_{50}O_4$	474.7156 g/mol	0.86 %	19283	3648-20-2	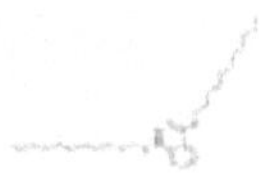
28	METHYL PALMITATE	Methyl hexadecanoate	$C_{17}H_{34}O_2$	270.45066 g/mol	5.33 %	8181	112-39-0	
29	Bromotrifluoroethane	2-bromo-1,1,1-trifluoroethane	$C_2H_2BrF_3$	162.93649 g/mol	2.44 %	67898	421-06-7	

30	Dibutyl Phthalate	Dibutyl phthalate; Di-n-butyl phthalate	$C_{16}H_{22}O_4$	278.3434 8 g/mol	0.52 %	3026	84-74-2	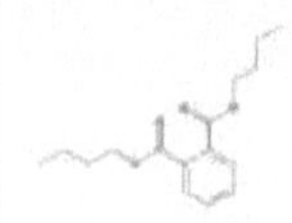
31	1-Indanone	2,3-Dihydro-1H-inden-1-one; Alpha-Hydrindone	C_9H_8O	132.1592 2 g/mol	2.23 %	6735	74384-47-7	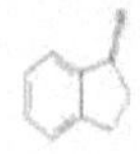
32	Isomenthone	2-Isopropyl-5-methylcyclohexanone	$C_{10}H_{18}O$	154.2493 2 g/mol	1.98 %	6986	0	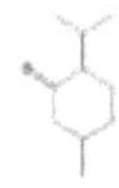
33	Elaidic acid methyl ester	methyl octadec-9-enoate	$C_{19}H_{36}O_2$	296.4879 4 g/mol	3.98 %	8202	2462-84-2	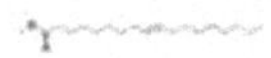
34	METHYL STEARATE	methyl octadecanoate	$C_{19}H_{38}O_2$	298.5038 2 g/mo	1.92 %	8201	112-61-8	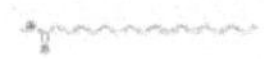

Capítulo 4

(Conclusão)

Capítulo 4

Conclusão

Os danos induzidos pelo MTX foram documentados em vários artigos, incluindo diferentes tipos de tecidos [37]. De acordo com uma pesquisa da literatura, até à data, não foi efectuado qualquer estudo sobre os efeitos do CMFE nas lesões dos tecidos hepáticos e renais de ratos induzidas pelo MTX. Por conseguinte, o nosso objetivo foi determinar se o CMFE tem algum efeito protetor sobre as lesões induzidas pelo MTX num modelo de rato. No entanto, o presente estudo demonstrou que o CMFE tem efeitos protectores contra a toxicidade aguda do MTX no fígado e nos rins dos ratos.

Uma vez que o fígado é o principal órgão de desintoxicação do organismo, tem como alvo uma enorme variedade de medicamentos e produtos químicos. A conversão do MTX num dos seus principais componentes, o 7- hidroximetotrexato, ocorre no fígado. Sabe-se que os fármacos utilizados na quimioterapia desencadeiam o stress oxidativo de múltiplas formas em vários sistemas. Foi referido que o MTX provocou uma diminuição significativa dos níveis de antioxidantes [38]. Em vários estudos, foram utilizados agentes antioxidantes para prevenir os danos oxidativos produzidos pelo MTX, tendo-se registado um sucesso significativo [39, 40]. Noutro estudo, as actividades das enzimas SOD e CAT aumentaram nos danos de fase aguda [41]. Por outro lado, num estudo a relativamente longo prazo, em comparação com os outros, as actividades das enzimas antioxidantes (SOD, CAT e outras) diminuíram nos danos renais oxidativos mediados pelo medicamento em ratos. Além disso, o MTX limita fortemente a conversão do ácido fólico em tetrahidrofolato, que é necessário para a síntese de ADN na fase S. Isto resulta na morte das células [42]. Isto resulta em morte celular [42].

A SOD e a CAT são as enzimas utilizadas como agentes desintoxicantes e são as enzimas mais poderosas contra os produtos das ROS. Num estudo anterior, foram observados níveis elevados de actividades da SOD e da CAT em lesões renais mediadas pelo MTX [43]. Noutro estudo, as actividades das enzimas SOD e CAT aumentaram na fase aguda da lesão [44]. Por outro lado, num estudo de prazo relativamente mais longo em comparação com os outros, as actividades das enzimas antioxidantes (SOD, CAT e outras) diminuíram nas lesões renais oxidativas mediadas por medicamentos em ratos, enquanto o tratamento com CMFE proporcionou um aumento desses níveis [45]. Foi determinado um aumento das actividades da SOD e da CAT nos grupos administrados com CMFE (doses de 700 e 1400 mg/kg). Estes resultados sugerem que o tecido renal é afetado pela toxicidade do MTX, mesmo na fase aguda, e que as actividades enzimáticas são consequentemente reduzidas. O aumento da atividade da enzima CAT demonstrou que a atividade da CAT renal não é afetada na fase aguda da administração de MTX. A CAT é a enzima comum no tecido hepático e renal, que aumenta na fase aguda. Também determinámos um aumento da atividade da CAT na fase aguda da administração de MTX. Por conseguinte, esta enzima não é significativamente afetada pelos danos na fase aguda. No entanto, a atividade da SOD pode sofrer alterações devido aos danos, dependendo do tecido do órgão final. As actividades da CAT estavam aumentadas no fígado, enquanto as actividades estavam diminuídas no tecido renal.

As células tentam normalmente armazenar o MTX na forma poliglutamada. Pensa-se que a principal toxicidade do MTX resulta do facto de ser mantido nesta forma durante um longo período de tempo em condições citosólicas. Além disso, o MTX é também responsável pela inibição das desidrogenases dependentes de NADP e das enzimas NADP-málicas [46]. Em condições fisiológicas normais, o NADPH é utilizado pela glutatião redutase para manter os níveis celulares de glutatião (GSH). Ao utilizar esta via, o MTX causa danos graves nas membranas [47]. No nosso estudo, determinámos que aumentou significativamente os níveis de MDA nos tecidos do fígado e dos rins em ratos administrados com MTX. No entanto, a administração de CMFE diminuiu significativamente os níveis de MDA. Uma dose mais elevada de CMFE parece ser mais eficaz para contrariar o aumento dos níveis de MDA. De acordo com outro estudo, o ALA (ácido alfa-lipóico) também foi bem sucedido na redução dos níveis de MDA e NO num modelo de rato de nefrotoxicidade mediada por fármacos [48]. Além disso, o ALA foi administrado para tratamento num modelo de rato de nefrotoxicidade mediada por medicamentos e diminuiu significativamente os níveis de MDA [49]. Os componentes antioxidantes do CMFE podem causar a estabilização da membrana e reverter a normalização dos perfis bioquímicos flutuantes induzidos pela exposição ao metotrexato. Por conseguinte, os compostos do extrato da planta afectam o fígado e o rim, mantendo a sua função normal e diminuindo os distúrbios da membrana celular. A purificação dos componentes activos da CMFE para determinar os seus efeitos protectores exactos nos néfrons e hepatócitos é recomendada para estudos futuros. O presente estudo indicou os efeitos hepatoprotectores e nefroprotectores do CMFE na lesão renal e hepática induzida pelo metotrexato em ratos.

Referências

13. Rossi, S, ed. (2013). Australian Medicines Handbook (2013 ed.). Adelaide: O Australian Medicines Handbook Unit Trust. ISBN 978-0-9805790-9-3.

14. Comité do Formulário Comum (2013). British National Formulary (BNF) (65 ed.). Londres, Reino Unido: Pharmaceutical Press. ISBN 978-0-85711-084-8.

15. "Lista Modelo de Medicamentos Essenciais da OMS" (PDF). Organização Mundial de Saúde. outubro de 2013. Recuperado em 22 de abril de 2014.

16. Widemann, B.C., Balis, F.M., Kempf-Bielack, B., Bielack, S., Pratt,C.B., Ferrari, S., Bacci, G., Craft, A.W., Adamson, P.C., High-dose methotrexate-induced nephrotoxicity in patients with osteosarcoma. Cancro 2004; 100, 2222-2232.

17. Kivity, S., Zafrir, Y., Loebstein, R., Pauzner, R., Mouallem, M., Mayan, H., Caraterísticas clínicas e fatores de risco para toxicidade de metotrexato de baixa dose: uma coorte de 28 pacientes. Autoimmunity Reviews 2014;13, 1109-1113.

18. Rajagopalan, P. T. Ravi; Zhang, Zhiquan; McCourt, Lynn; Dwyer, Mary; Benkovic, Stephen J.; Hammes, Gordon G. "Interação da dihidrofolato redutase com metotrexato: Cinética de conjunto e de molécula única". Actas da Academia Nacional de Ciências 2002; 99 (21): 13481-6. doi:10.1073/pnas.172501499. PMC 129699.

19. Goodsell DS. "A perspetiva molecular: Methotrexate". The Oncologist 4 1999; (4): 340-341. PMID 10476546.

20. Caetano, N.N., Campello, A.P., Carnieri, E.G., Kluppel, M.L.,Oliveira, M.B., Effect of methotrexate (MTX) on NAD(P)+dehydrogenases of HeLa cells: malic enzyme, 2-oxoglutarateand is citrate dehydrogenases. Cell Biochemistry andFunction 1997; 15, 259-264.

21. Uraz, S., Tahan, V., Aygun, C., Eren, F., Unluguzel, G., Yuksel, M., Senturk, O., Avsar, E., Haklar, G., Celikel, C., Hulagu, S., Tozun,N., Role of ursodeoxycholic acid in prevention of methotrexate-induced liver toxicity. Doenças e Ciências Digestivas 2008; 53, 1071-1077.

22. Asvadi, I., Hajipour, B., Asvadi, A., Asl, N.A., Roshangar, L., Khodadadi, A., Efeito protetor da pentoxifilina na toxicidade renal após a administração de metotrexato. European Reviewfor Medical and Pharmacological Sciences 2011; 15, 1003-1009.

23. Babiak, R.M., Campello, A.P., Carnieri, E.G., Oliveira, M.B., Metotrexato: ciclo da pentose e stress oxidativo. Cell Biochemistry and Function 1998; 16, 283-293.

24. Shui G, Leong LP. Resíduos de carambola como fonte valiosa de ingredientes alimentares funcionais e nutracêuticos antioxidantes. Food Chem. 2006; 97(2):277-84.

25. Celik S, Bakırcı I, Şat IG. Propriedades físico-químicas e organolépticas do iogurte com pasta de cereja cornalina. Int J Food Properties. 2006; 9(3):401-8.

26. Tural S, Koca I. Propriedades físico-químicas e antioxidantes de frutos de cerejeira (Cornus mas L.) cultivados na Turquia. Sci Hortic. 2008; 116(4):362-6.

28. Vareed SK, Reddy MK, Schutzki RE, Nair MG. Anthocyanins in Cornus alternifolia, Cornus controversa, Cornus kousa and Cornus florida fruits with health benefits. Life Sci. 2006; 78(7):777-84.

29. Serteser A, Kargıoğlu M, Gök V, Bağcı Y, Özcan MM, Arslan D. Propriedades antioxidantes de algumas plantas que crescem selvagens na Turquia. Grasas Y Aceites. 2009; 60(2).

30. Seeram NP, Schutzki R, Chandra A, Nair MG. Caracterização, quantificação e bioactividades de antocianinas em espécies de Cornus. J Agric Food Chem. 2002; 50(9):2519-23.

31. Koçyiğit M, Özhatay N. Plantas silvestres utilizadas para fins medicinais em Yalova (Noroeste da Turquia). Turkish J Pharm Sci. 2006; 3(2):91-103.

32. Lowry OH, Rosebrough NJ, Farr AL, Randall RJ. Medição de proteínas com o reagente de fenol Folin. J Biol Chem. 1951; 193(1):265-75.

33. Buege JA, Aust SD. Microsomal lipid peroxidation. Methods Enzymol. 1978; 52:302-10.

34. Fowler WE, Buhle EL, Aebi U. Arrays tubulares do complexo actina-DNase I induzidos pelo gadolínio. Proc Natl Acad Sci U S A. 1984; 81(6):1669-73.

35. Uz, E., Oktem, F., Yilmaz, H.R., Uzar, E., Ozguner, F. As actividades das enzimas catabolizadoras de purinas e o nível de óxido nítrico em rins de ratos sujeitos a metotrexato: efeito protetor do éster fenetílico do ácido cafeico. Molecular andCellular Biochemistry 2005; 277, 165-170.

36. Jahovic, N., Cevik, H., Sehirli, A.O., Yegen, B.C., Sener, G., Melatonin prevents methotrexate-induced hepatorenal oxidative injury in rats. Journal of Pineal Research 2003; 34,282-287.

37. Amudha, G., Josephine, A., Varalakshmi, P. Papel do ácido lipóico na redução do stress oxidativo induzido pela ciclosporina A. Clinica Chimica Ata: Jornal Internacional de Química Clínica 2006; 372, 134-139.

38. Ozbek, E., Cekmen, M., Simsek, A., Turkoz, Y., Soylu, A., Ilbey, Y.O., Balbay, M.D. Comparação da atividade das enzimas antioxidantes na veia espermática interna e nas veias braquiais de pacientes com varicocele infértil. International Urology andNephrology 2008; 40, 679-683.

39. Cetinkaya, A., Kurutas, E.B., Bulbuloglu, E., Kantarceken, B. The effects of N-acetylcysteine on methotrexate-inductededoxidative renal damage in rats. Nephrology, Dialysis, Transplantation: Publicação Oficial da Associação Europeia de Diálise e Transplante - Associação Renal Europeia 2007; 22,284-285.

40. Ozbek, E., Cekmen, M., Simsek, A., Turkoz, Y., Soylu, A., Ilbey, Y.O., Balbay, M.D. Comparação da atividade das enzimas antioxidantes na veia espermática interna e nas veias braquiais de pacientes com varicocele infértil. International Urology and Nephrology 2008; 40, 679-683.

41. Amudha, G., Josephine, A., Varalakshmi, P. Papel do ácido lipóico na redução do stress oxidativo induzido pela ciclosporina A. Clinica Chimica Ata: Jornal Internacional de Química Clínica 2006; 372, 134-139.

42. Vardi, N., Parlakpinar, H., Cetin, A., Erdogan, A., Cetin Ozturk, I. Efeito protetor do beta-caroteno na lesão hepática oxidativa induzida pelo metotrexato. Toxicologic Pathology 2010; 38, 592-597.

43. Vardi, N., Parlakpinar, H., Cetin, A., Erdogan, A., Cetin Ozturk, I. Efeito protetor do beta-caroteno nas lesões oxidativas do fígado induzidas pelo metotrexato. Toxicologic Pathology 2010; 38, 592-597.

44. El-Beshbishy, H.A., Bahashwan, S.A., Aly, H.A., Fakher, H.A. Abrogação da nefrotoxicidade induzida pela cisplatina em ratos pelo ácido alfa-lipóico através da melhoria do stress oxidativo e do aumento da expressão genética de enzimas antioxidantes. Jornal Europeu de Farmacologia 2011; 668, 278-284.

45. Celik, I., Cihangiroglu, M., Ilhan, N., Akpolat, N., Akbulut, H.H. Protective effects of different antioxidants andamrinone on vancomycin-induced nephrotoxicity. Basic & Clinical Pharmacology & Toxicology 2005; 97, 325-332.

MIX
Papier aus verantwortungsvollen Quellen
Paper from responsible sources
FSC® C105338

Printed by Books on Demand GmbH, Norderstedt / Germany